AF383672

Td 64
319

TRAITÉ

DE

L'INOCULATION DE LA VARIOLE.

IMPRIMERIE ANTH^e. BOUCHER,
rue des Bons-Enfans, n°. 34.

TRAITÉ

DE

L'INOCULATION DE LA VARIOLE.

MÉTHODE

DE FAIRE CETTE OPÉRATION AVEC FACILITÉ,
ET AVEC UN SUCCÈS CONSTANT.

Par J. S. VAUME,

Docteur en médecine, ancien Médecin de l'hôpital du Roule,
Médecin de l'Université de Louvain, Membre du Collége de
médecine de Bruxelles, ancien Chirurgien en chef de l'hôpital
militaire d'Ajaccio, ancien Chirurgien-Major du régiment du
prince de Ligne au service de l'empereur d'Allemagne, etc., etc.

*Quæ relinquuntur in morbis, post indicationem
recidivas facere consueverunt.*

(HIPPOCRAT., Aphor. XII, lib II.)

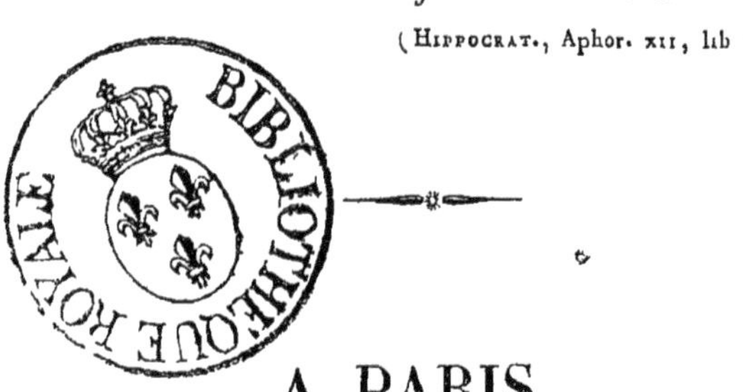

A PARIS,

CHEZ BÉCHET JEUNE, LIBRAIRE,
PLACE DE L'ÉCOLE DE MÉDECINE, Nᵒ. 4.

1825.

TRAITÉ

DE

L'INOCULATION DE LA VARIOLE.

DISCOURS PRÉLIMINAIRE.

Sur la fin de ma carrière, je ne puis raisonnablement avoir d'autre motif, en écrivant, que celui d'être utile à l'humanité; je croirais lui faire un larcin impardonnable, si je lui dérobais les connaissances que j'ai acquises sur la meilleure manière de prévenir avec facilité les effets meurtriers du plus grand des fléaux; mon objet n'est pas d'obtenir des récompenses ni des titres. Je me renfermerai donc dans les bornes de l'utilité publique; en écartant tout ce qui ne tendrait pas à ce but, mon ouvrage sera court. Je dirai cependant tout ce qui est nécessaire pour diriger les gens de l'art qui seront assez éclairés pour abandonner des chimères que j'ai toujours combattues, et pour adopter la réalité.

L'homme en naissant porte avec lui le germe de plusieurs maladies, la variole est la plus horrible et la plus dévastatrice de toutes; elle est d'autant plus dangereuse, qu'elle est du nombre de celles, ou peut-être la seule, qui ne se développe que par le contact variolique qui se transporte par l'air; tant que cet atome ne viendra pas frapper l'individu, il vivra sain, portant partout avec lui le germe d'une maladie d'autant plus meurtrière qu'il sera plus avancé en âge, semblable à la poudre qui ne fera explosion que par le contact de la première étincelle; ce qui a fait croire que la variole n'existe pas dans tous les pays de notre globle; mais ses habitans en conservent le germe, qui devient plus meurtrier, je le répète, lorsqu'ils sont dans un âge plus avancé. C'est par cette raison que nous avons vu si souvent des habitans de ces contrées heureuses, devenir la victime de la variole, lorsqu'ils se trouvaient transportés dans les pays où elle exerce ses ravages.

L'inoculation a donc été employée pour anéantir ou prévenir les effets déplorables de cette maladie; je n'entrerai point dans les détails sur la manière qu'on prétend que cette découverte

a été faite , et comment elle nous est parvenue ,
je passerais les bornes que je me suis prescrites.
Dismdale, Valentin, et plus particulièrement
mes amis Dezoteux et Goetz, ont dit tout ce
qu'on doit savoir à ce sujet; je ne parlerai pas
davantage des différentes méthodes qu'on a employées pour l'insertion de la variole; les plus
usitées ont été celles de la pustule variolique des-
séchée, appliquée avec un petit emplâtre vésica-
toire, de la piqûre avec la lancette, et de celle
avec une fine aiguille; cette dernière m'a été en-
seignée par un chirurgien et un prêtre grecs, à
Ajaccio , en 1774, lorsque je fus chargé, par le
gouvernement , d'établir cette opération dans
l'île de Corse , et de lui faire des rapports sur les
effets que j'obtiendrais; mes succès ont été cons-
tants : un seul enfant , imprudemment inoculé
pendant la dentition , est mort de convulsion au
moment de l'irruption variolique , ce qu'on peut
plutôt attribuer à la première cause. La famille
Buonaparte, devenue ensuite si fameuse , a aug-
menté le nombre de mes inoculés, et n'a eu qu'à
se louer de cette utile découverte.

Dans toute l'Europe, on reconnut bientôt les
grands avantages qu'on obtiendrait infaillible-
ment de l'inoculation variolique; elle fut adoptée
en Russie , en Autriche, en Prusse, même en
Italie; on fit dans ces pays, à grands frais, des

établissemens publics où l'on inoculait des milliers d'individus. Les personnes aisées se faisaient inoculer, en choisissant des lieux sains et isolés, pour ne pas répandre la contagion sur les personnes qui n'avaient pas eu recours à ce précieux moyen curatif; car je dois avouer qu'un individu inoculé ayant une variole très discrète, comme il arrive ordinairement, peut répandre par l'air la même maladie et la donner de la manière la plus dangereuse à un individu dans le voisinage. La France, ce pays des sciences et des lumières, est le seul de l'Europe, je suis forcé de le dire, où l'on n'a fait aucun établissement public pour diminuer ce fléau destructeur. Quelques maisons d'inoculations furent seulement établies dans la capitale; les personnes aisées y faisaient inoculer leurs enfans; quelques autres les plaçaient à la campagne, où des gens de l'art, sans autre direction que leur jugement, inoculaient ces personnes privilégiées.

Ce fut alors que parut la fameuse vaccine, qu'on avait trouvée sur le pis des vaches dans une seule province d'Angleterre; celles des autres provinces de ce royaume, ainsi que toutes les vaches de l'univers, étaient privées, comme on disait, de ce *précieux venin*.

La singularité du fait enflamma aussitôt toutes les imaginations, se communiqua aux gouvernemens, qui, toujours occupés du bien général, durent se laisser entraîner par les gens de l'art ; on fit des établissemens, on nomma des comités où l'on devait examiner cette nouveauté avant de prononcer sur son utilité ; mais l'amour du neuf, et surtout du merveilleux, fit taire les médecins prudens, qui voulaient voir avant de rien décider. C'est ainsi que la vaccine fut préconisée, répandue sans ultérieurs examens, malgré les accidens nombreux que j'annonçai au gouvernement et au comité de vaccine ; il serait peut-être utile de les rappeler ici, mais il suffira à présent de démontrer son inefficacité. Les clameurs du plus grand nombre firent taire la raison, et l'on fit en France, pour la vaccine, plus qu'on n'avait fait pour elle dans les autres pays ; l'inoculation variolique fut critiquée et rejetée comme inutile, ne réunissant pas les avantages qu'on attribuait aveuglément au virus des vaches d'une province anglaise. Trop long-temps on s'est flatté d'avoir trouvé un moyen préservatif dans cette découverte bizarre, qui même répugne au bon sens ; elle fut cependant adoptée avec un enthousiasme qui fit taire la raison, et les intentions les plus louables ont fait rétrograder la science au grand détriment de l'humanité.

L'expérience est enfin venue renverser toutes ces belles illusions ; elle nous a fait connaître les inconvéniens et l'inefficacité du virus des vaches anglaises pour détruire le virus variolique ; ce qui obligera à revenir à l'ancienne inoculation, qu'on aurait dû protéger au lieu d'abandonner.

Cette transition, je l'avoue, présente des difficultés qui ne doivent pas arrêter mon zèle ; en reculant, le mal augmenterait. Le rapport du comité de vaccine, du 20 septembre dernier, a dû jeter de grandes inquiétudes dans les familles ; ce ne sera donc pas à moi qu'on devra faire ce reproche, car mon objet est de les calmer. Pour y parvenir, quel parti prendre ? Que dire à ce grand nombre de personnes qui se sont soumises avec une confiance aveugle à cette singulière innovation ? Faudra-t-il les abandonner aux chances d'une maladie meurtrière, ou recourir à l'inoculation variolique ? pourra-t-on le faire sans inconvénient ? Mon opinion est pour l'affirmative, l'ayant déjà éprouvé ; mais en laissant un intervalle au moins de cinq à six mois entre les deux inoculations, et en redoublant les préparations et les soins lorsqu'on pratiquera la seconde ; il y aura ici une boussole certaine. Si la vaccine ou ses éruptions subséquentes ont détruit le virus variolique, l'inoculation ne produira aucun effet ; si au contraire le virus n'est pas détruit, l'inoculation suivra sa marche ordinaire à la grande satisfaction de l'inoculé.

Dès les premières épreuves et contre-épreuves que nous avons faites de la vaccine, j'ai toujours reconnu qu'elle agissait plus ou moins sur le virus variolique ; car de tous les enfans que nous avons inoculés après avoir été vaccinés , les uns prenaient la petite vérole, d'autres ne la prenaient pas ; alors j'ai considéré la vaccine comme un virus variolique qui avait été donné à la vache, et ensuite inoculé à l'homme. L'individu qui n'aura qu'une légère disposition à prendre la variole, pourra alors être préservé par la vaccine ; mais ce n'est point pour ceux-là que l'inoculation variolique est nécessaire ; elle serait même inutile si la variole était toujours bénigne ; mais elle est précieuse pour prévenir la variole confluante, maligne et meurtrière , sur laquelle , comme il est démontré , la vaccine sera sans effets. Plusieurs individus ont eu des éruptions après avoir été vaccinés, elles étaient peut-être de vraies varioles bénignes prises naturellement. Sur ceux-ci, l'inoculation variolique produira encore moins d'effet, et ils en seront quittes pour le régime et les préparations auxquels ils se seront soumis, qui ne pourront qu'améliorer leur santé; ils auront obtenu au moins leur tranquillité sur la crainte d'être un jour victime d'une maladie meurtrière. Qu'on se persuade donc que les inoculations n'ont été inventées que pour prévenir la

variole confluente et mortelle ; si elle était toujours bénigne , on pourrait laisser , comme dans
la rougeole, tout l'ouvrage à la nature. C'est pré-
cisément contre cette variole confluente , qui
moissonne une partie de la génération, que l'ancienne inoculation a la vertu conservatrice qu'on
ne lui a jamais contestée, et que j'ai toujours
contestée à la vaccine, et qu'aujourd'hui on lui
conteste plus que jamais, comme le prouvent le
dernier rapport du Comité de vaccine, et la
séance de l'Académie de médecine du 4 octobre présent mois.

Mais je dois déclarer que l'inoculation de la
variole n'est pas une opération qui puisse être
pratiquée par tout le monde, comme on disait
de la vaccine, qui ne demandait ni connaissances de la part du vaccinateur, ni préparations pour les vaccinés. Ces messieurs ont
ensuite changé de langage, et ont recommandé
l'un et l'autre.

Je ne dirai pas la même chose de l'inoculation
variolique; elle demande des connaissances réelles, tant pour les préparations avant l'opération,
que pour la direction et le traitement pendant et
après l'éruption ; je conviens que cela n'est pas
difficile pour l'homme expérimenté , mais l'est
beaucoup pour celui qui ne connaît pas parfaitement la vraie manière d'inoculer; il sera exposé

à commettre bien des fautes, qui souvent pourront avoir des suites funestes; on attribuera alors à l'opération ce qui n'aura été que l'effet de l'ignorance de l'opérateur. Mais une autre difficulté se présente : où trouver aujourd'hui des inoculateurs assez expérimentés pour rendre à cette précieuse découverte tout son lustre? Les Suttons, les Dezoteux et les Goetz n'existent plus. J'ai été intimement lié avec ces deux derniers, et M. Richard, médecin du Roi, inspecteur-général des hôpitaux militaires, et mon parent, qui avait eu l'honneur d'inoculer l'infortuné Louis XVI; ils m'ont transmis leurs connaissances et leur zèle pour pratiquer cette précieuse découverte, dont je suis devenu le défenseur et l'apôtre, en la propageant dans l'île de Corse par ordre du Gouvernement, comme je l'ai expliqué.

Pour se convaincre combien la science et l'instruction sont nécessaires pour pratiquer l'inoculation avec succès, il suffira de dire que les premiers inoculateurs, peu instruits, s'estimaient heureux de ne perdre que deux individus sur cent. Plus tard, mieux instruits, ils n'en perdaient qu'un sur quatre mille; enfin, lors des premières épreuves que le comité de Paris fit, où le docteur Goetz et moi étions invités comme médecins opposans, voulant prouver les avantages de l'inoculation ancienne sur la nouvelle, j'interpellai mon ami en plein comité, en lui demandant combien il comptait avoir inoculé d'individus? « Trente-cinq à trente-six mille, me répondit-il aussitôt (1).—Combien vous en est-il mort?—Pas un. » Vous l'entendez, Messieurs et chers confrères, en m'adressant à toute l'assemblée ; il s'en faut que je puisse vous citer un si grand nombre d'inoculés, mais je déclare que jamais la mort ne m'en a enlevé aucun ; aucun même n'a porté des marques désagréables; je défie qu'on cite aucun fait qui prouve le contraire ; et vous voudriez, Messieurs, que nous abandonnassions une méthode qui nous a toujours si bien réussi, pour adopter une nouveauté qui répugne au bon sens, et qui a déjà eu plusieurs·suites funestes, etc., etc.

Le comité parut ébranlé de mon discours, mais ne continua pas moins ses épreuves; j'étais invité d'y assister pour dire mon opinion, et les journaux retentirent de cette discussion, dans laquelle nous avons observé la modération et les égards qu'on doit toujours mettre dans les discussions polémiques qui n'ont d'autre but que les progrès de l'art.

C'est alors que je publiai mon ouvrage intitulé

---

(1) L'infortunée Madame Elisabeth était de ce nombre.

les Dangers de la vaccine, dans lequel fut insérée la continuation de notre discussion; c'était le premier écrit qui parût contre la nouvelle inoculation ; il fut aussitôt traduit dans tous les pays de l'Europe, où l'on était impatient de connaître les résultats de nos discussions; celles-ci durèrent plus de deux ans, pendant lesquels je citai des faits irrécusables qui prouvaient des accidens graves occasionnés par le virus des vaches, et, dans bien des cas, son inefficacité préservatrice de la variole. Un des membres du comité (1) avait eu l'imprudence d'écrire, après quelques mois d'épreuves, que la vaccine préservait de la variole pour toute la vie ; j'ai dû lui faire sentir l'inconvenance de son assertion, et qu'il était dangereux à un médecin de faire le prophète. J'en appelai à une expérience d'une vingtaine d'années pour décider ce point important ; nous avons passé cette époque, et le dernier rapport du comité a prouvé que j'avais raison. L'écrit de ce docteur nous annonça jusqu'à trois fausses vaccines, qui ne préservaient pas, et qu'il était difficile de les distinguer de la vraie. Si les membres savans composant le comité de Paris, ne pouvaient distinguer la vraie vaccine d'avec les fausses, com-

____

(1) Le docteur Guillotin.

bien cette difficulté devait-elle être plus grande
pour un mince vaccinateur de village ? C'était sur
ces fausses vaccines qu'on rejetait tous les résultats malheureux de cette innovation, ainsi que
son inefficacité. Dans l'inoculation variolique, le
mot de *fausse* inoculation est inconnu, et l'opérateur serait mal reçu, en disant qu'il n'a donné
qu'une fausse inoculation.

Je suis convaincu aujourd'hui plus que jamais
qu'il faudra revenir à l'ancienne inoculation,
l'inefficacité de la nouvelle étant démontrée par
des faits nombreux et irrécusables. La séance du
comité de vaccine, du 20 septembre ; celle de
l'Académie de médecine, du 4 octobre, ne nous
laissent aucun doute sur ce sujet. Comme je l'ai
dit, cette transition présente des difficultés qui
ne sont cependant pas insurmontables ; il faudrait
faire ce qu'on a fait dans d'autres pays, des
établissemens publics hors de l'enceinte des
villes, et favoriser des établissemens particu-
liers dans des lieux retirés. Les personnes plus aisées feraient inoculer leurs enfans dans leurs cam-
pagnes ou dans des appartemens isolés ; mais il faudrait instruire des gens de l'art, pour bien faire et
diriger cette opération, qui, comme je l'ai dit,
demande des connaissances réelles dans cette
partie ; j'ai émis dans le temps, en plein comité,
mon opinion, en soutenant que l'inoculation bien

dirigée ne devait laisser de vestiges défigurans, ni
occasionner d'accidens graves, ni mortalité. C'est
dans cet espoir que je me suis déterminé à pu-
blier le présent traité, dans lequel, sans entrer
dans aucune discussion, je dirai tout ce qui est,
nécessaire pour pouvoir pratiquer avec un succès
constant cette précieuse inoculation ; je ne pré-
tends pas cependant que ma théorie puisse rem-
placer totalement la pratique, qui parle aux yeux,
et donne aux praticiens une assurance qu'on
n'acquiert que bien difficilement dans les livres.

Je suis convaincu qu'il faudra revenir à l'inoculation variolique, comme réunissant tous les
avantages qu'on a cru trouver dans la vaccine ;
ses inconvéniens et son inefficacité sont à présent reconnus par les praticiens de bonne foi ;
ceux-ci nous donnent la preuve qu'ils n'ont agi
que par un motif bien louable, l'espoir de sou-
lager l'humanité. Si la vaccine avait pu nous pré-
server de la variole comme on s'était flatté, ce que
j'ai désiré bien ardemment, mon ouvrage aurait
été superflu ; aujourd'hui le contraire est évident,
il est alors de mon devoir de faire connaître l'ancienne inoculation, que j'ai perfectionnée d'après
les instructions qui m'ont été données, comme
je l'ai dit, par un chirurgien et par un prêtre
grecs de la colonie d'Ajaccio, qui l'avaient ap-
portée du Levant. Lorsque j'engageai mes amis

Dezoteux et Goetz à adopter cette méthode, ils me répondirent, je le répète, qu'ils étaient trop habitués à la leur, mais qu'ils m'engageaient de conserver la mienne : c'est celle qui fait le sujet du présent traité, qui aura le mérite d'avoir conservé et même amélioré la plus précieuse découverte qu'on ait faite pour la conservation de l'espèce humaine.

FIN DU DISCOURS PRÉLIMINAIRE.

TRAITÉ

DE L'INOCULATION DE LA VARIOLE.

CHAPITRE PREMIER.

DU CHOIX DES SAISONS ET DES LIEUX POUR PRATIQUER L'INOCULATION.

J'AI avancé un fait qui paraîtra peut-être exagéré ; j'ai dit que l'inoculation (1) bien dirigée ne doit jamais avoir des suites funestes ; si dans le grand nombre de celles que j'ai pratiquées il était mort un individu par le seul fait de cette opération, j'aurais eu beaucoup de peine à me résoudre à la renouveler. Qu'on fasse bien attention que je dis bien dirigée, ce qui signifie qu'il ne faut négliger aucun des moyens que l'art et la prudence prescrivent, si l'on veut obtenir sans inquiétude un succès constant. Nul doute que les saisons tempérées sont les seules où il est permis

-----

(1) Il est inutile d'ajouter au mot inoculation celui de *variolique* ; ce n'est plus que de celle-ci qu'il doit être question.

2..

d'inoculer ; c'est donc le printemps et l'automne qu'il faut choisir ; c'est surtout les chaleurs qu'il faut éviter , les froids légers du printemps et de l'arrière-saison sont moins à craindre, on peut s'en garantir. La seconde précaution , tout aussi essentielle, c'est de bien examiner la situation de la maison et de la chambre où les sujets devront être préparés et passer tout le temps de l'inoculation ; la chambre devra être grande et élevée au moins de neuf pieds, les fenêtres devront prendre jour sur des lieux bien aérés ; car, comme je le dirai plus tard, un air pur est le premier de tous les calmans et des remèdes pour obvier à tous les petits événemens qui peuvent survenir pendant l'inoculation. Voilà bien des précautions, me dira-t-on, pour une opération si simple, dont les personnes aisées pourront seules jouir, et dont le peuple sera privé. Je réponds : que le Gouvernement fasse ce qu'on a fait dans les autres pays de l'Europe, des établissemens publics dans des lieux écartés, où l'on recevra les individus destinés à l'inoculation : ces établissemens pourraient être de deux sortes ; l'une où l'on paierait une légère pension, l'autre serait totalement aux frais de la ville ou du Gouvernement. Ces maisons serviraient en même temps d'école pour instruire les gens de l'art dans la pratique de cette salutaire opération.

Ils pourraient ensuite la propager avec assurance, et même établir des maisons d'inoculation dans des quartiers retirés, à l'instar de celles que les docteurs Suttons et Goetz avaient créées, qui convenaient aux personnes aisées; de cette manière, toute la population pourra jouir des bienfaits incontestables de l'inoculation, car il est évident que le projet d'éteindre le germe de la variole est malheureusement une chimère à laquelle il faut aussi renoncer.

C'est ici le cas d'examiner si l'on peut sans inconvénient inoculer dans les villes ou dans des maisons non isolées; je tiens pour la négative : chaque citoyen doit être tranquille dans son domicile; il peut avoir des enfans en bas âge qui n'ont pas encore pu jouir du bienfait de l'inoculation, ou enfin il peut y avoir des voisins qui, n'ayant pas eu la variole, seraient exposés à la prendre par contagion; car l'inoculé qui aura une variole bénigne, comme à l'ordinaire, pourra la communiquer par l'air de la plus mauvaise qualité, avec toutes les suites de cette horrible maladie, quand elle est prise par contagion et sans aucune préparation préliminaire. J'avoue que je n'ai point toujours eu cette précaution, et que j'ai pratiqué l'inoculation dans Paris et dans d'autres lieux habités sans que la contagion se répandît dans le voisinage; aucune loi de police ne le défendait; heureusement que cette imprudence n'a pas eu de mauvaises suites; mais elle peut en avoir : alors les magistrats qui veillent au bien général, doivent défendre ce qui peut nuire; le danger n'est pas ici pour l'inoculé, mais pour les voisins. On évitera les effets de la contagion, pourvu que l'isolement soit de dix à douze pieds; j'estime que cette distance doit suffire, en recommandant aux personnes qui n'ont pas eu la variole de ne point fréquenter les alentours de la maison où elle existe, à la distance que je viens de fixer par approximation; avec ces précautions, la contagion ne se répandra pas. Dans les pays méridionaux, comme dans l'île de Corse, je faisais inoculer les enfans du peuple sans préparation, parce qu'ils sont ordinairement sains; j'examinai seulement si l'individu n'était pas dans un état maladif, et s'il n'y avait aucun travail pour la dentition. Comme tous les enfans de la ville étaient inoculés, il n'y avait plus d'inconvénient de les laisser dans leur domicile lorsqu'il était sain; mais ce qui est possible pour un village ou une petite ville, ne l'est point pour une grande, où les précautions que j'ai indiquées seront toujours indispensables.

CHAPITRE II.

DE L'AGE, DU CHOIX DES SUJETS ET DE LA MATIÈRE VARIOLIQUE.

L'AGE le plus convenable pour l'inoculation, commence immédiatement après la première dentition, et lorsque ce travail de la nature est entièrement terminé ; la seconde dentition, à l'âge de cinq à sept ans, est moins à craindre, il faut néanmoins l'éviter. Si la nature a deux opérations à faire simultanément, elle pourra succomber. Il n'est pas difficile de reconnaître le travail des dentitions ; les gencives s'enflamment ou au moins se gonflent, l'individu sent un malaise général, souvent accompagné de fièvre, il faut absolument attendre que ces symptômes soient passés. Il ne faut pas inoculer avant la première dentition ; la nature ne s'étant pas encore développée, l'effet ne serait peut-être pas aussi certain. Cependant on a inoculé des enfans sur les bras de leurs nourrices, et les succès ont été les mêmes, au moins en apparence ; mais s'il régnait une épidémie variolique, et qu'il n'y eût pas de moyen d'en soustraire les enfans à la mamelle, on pourra les inoculer avec les pré-cautions ordinaires. Il nous reste à savoir jusqu'à quel âge on pourra inoculer avec succès et sans crainte. Comme je n'affirme aucun fait sans l'avoir vu, je dirai que les personnes les plus âgées que j'ai inoculées avaient quarante à quarante-deux ans, et les succès ont été constamment les mêmes; l'expérience nous apprendra jusqu'à quelle époque de la vie on pourra jouir de ce bienfait. Les gourmes, les écrouelles, les dartres ne sont pas des obstacles à l'inoculation, excepté que ces affections ne soient accompagnées de symptômes extraordinaires qui dérangeraient la santé de l'individu. La galle est un obstacle, ainsi que toute autre maladie. Il faut bien se garder aussi d'inoculer les individus qui auront fait des chutes, ou qui auraient reçu des coups, particulièrement à la tête, ce qui ferait une complication dangereuse au moment de la fièvre d'éruption; ce point demande la plus sérieuse attention.

Quoique nous n'ayons pas d'exemple qu'un virus étranger ait été communiqué par l'inoculation, il est cependant de la prudence de choisir la matière variolique sur des individus sains; il faut même pousser l'attention , s'il est possible, jusqu'à s'informer de la santé des pères et mères, et examiner s'ils n'ont pas dans le-sang quelque vice qui ne se serait pas encore développé dans les enfans. Il est facile de prendre toutes ces précautions, parce qu'on ne doit pas souvent les renouveler; un seul variolé peut fournir de la matière pour plusieurs centaines d'inoculations, et l'on peut conserver la matière variolique d'une saison à l'autre, comme je le dirai.

Quant au choix du bouton où l'on veut prendre la matière , et au moment le plus convenable, je dirai qu'il faut choisir un des plus gros boutons au moment de sa maturité, deux ou trois jours avant sa dessication ; peu importe que la variole provienne d'inoculation ou de contagion, pourvu que celle-ci ne soit pas d'une virulence extraordinaire, ou mélangée avec une autre maladie.

C'est le moment d'annoncer ma méthode; elle consiste à faire l'insertion avec de fines aiguilles. Je n'entrerai pas ici dans de longues discussions pour prouver les avantages de cette méthode sur toutes celles pratiquées en France, et généralement en Europe jusqu'à ce jour; j'ai le droit de réclamer la confiance de ceux qui me liront, en leur répétant que mes succés ont été constans, et que ma méthode a été approuvée par les fameux inoculateurs français Dezoteux et Goetz, qui, comme je l'ai dit, m'ont engagé à ne pas la changer. Je m'expliquerai cependant sur ses avantages au chapitre IV, quand je parlerai de la piqûre. Il faut choisir un certain nombre d'aiguilles bien pointues et de différentes grosseurs, suivant la finesse de l'épiderme des individus qu'on se propose d'inoculer ; on garnit de cire à cacheter les têtes de ces aiguilles, pour pouvoir mieux les serrer entre le pouce et l'index quand on fera la piqûre : on trempe les pointes des aiguilles dans le bouton de variole ; elles se chargent de matière, et on les couche ensuite dans du coton contenu dans une petite boîte d'écaille ou de bois hermétiquement fermée ; il faut, s'il est possible, employer cette matière dans les vingt-quatre heures ; on peut cependant la garder pendant plusieurs mois, mais alors elle se dessèche et durcit : avant de l'employer, il faut la tenir pendant une minute ou deux sur la vapeur de l'eau chaude, jusqu'à ce que la matière soit ramollie.

Pour conserver cette matière d'une saison à l'autre, on trempe un fil de coton assez gros dans la matière du bouton en maturité ; ou l'on conserve quelques boutons desséchés de variole ; il faut enfermer l'un et l'autre dans une boîte remplie de coton ; quand la variole manque, on y a recours, comme je vais le dire dans le chapitre IV, afin de pouvoir inoculer dans la saison convenable.

CHAPITRE III.

DE LA PRÉPARATION DES SUJETS ET DE LEUR RÉGIME.

PLUSIEURS praticiens ont prétendu que les traitemens et les régimes préparatoires n'étaient jamais nécessaires à l'inoculation; que c'était donner une espèce de maladie dans un moment où il fallait les éloigner. Je réponds que des préparations qui donneraient une maladie, certes ne conviendraient pas, puisqu'il faut ici le calme de la santé. Pour y parvenir, la première règle consiste à rafraîchir quand il y a excès de chaleur; à échauffer ou au moins fortifier, quand il y a relâchement ou faiblesse; à évacuer quand il y a plénitude : si aucun de ces inconvéniens existe, je conçois qu'on peut inoculer dans les pays chauds sans précaution préalable; c'est ce que j'ai fait en établissant l'inoculation dans l'île de Corse, particulièrement sur les enfans de la basse classe, non que leur vie soit moins précieuse

que celle des riches, mais parce que ceux-ci
généralement ne sont ni aussi sains ni aussi
robustes, et sont plus sujets à des surabondan-
ces humorales par surabondance de nourriture. Il est encore une autre considération ma-
jeure pour prouver la nécessité des préparations. Une maladie est peut-être au moment
d'éclore, l'inoculation hâtera son développe-
ment, et mettra une complication dangereuse qui
même peut devenir funeste. Les préparations,
bien dirigées, préviendront cet incident, ou au
moins obligeront la nature à faire son explosion avant l'inoculation, et on aura à se féliciter
de cet événement. En guérissant l'individu, il
sera parfaitement préparé pour recevoir l'inoculation. Les maladies vermineuses auxquelles les
enfans sont sujets, demandent aussi une attention particulière : si les vers étaient en quantité, c'est ce qu'un médecin expérimenté reconnaîtra facilement, on ferait un petit traitement
avant l'inoculation, en faisant prendre pendant
huit ou dix jours les anti-vermineux, particulièrement la poudre vermifuge dont les inoculateurs
se servaient; elle se compose de la manière suivante : sucre 15 grains, rhubarbe 8 grains,
calomelas 6 grains ; mettez le tout en poudre
pour une dose, et pour un enfant de dix ans; on
augmente cette dose ou on la diminue suivant

l'âge de l'individu. Après ce traitement anti-vermineux , il faut revenir aux traitemens préparatoires ordinaires, comme je vais l'indiquer.

Deux ou trois jours avant l'inoculation, on prescrit la médecine suivante , qui ne dégoûte pas les enfans, et qui m'a toujours bien réussi : mettez dans une tasse un gros de follicules de séné, un gros sel de Glauber (sulfate de soude), deux onces de miel blanc ; versez sur ces ingrédiens deux onces d'eau bouillante, laissez infuser pendant la nuit, passez la médecine le matin au travers d'un linge, et exprimez-la, pour prendre tiède en une dose le matin à jeun ; une heure après on prendra ou du thé léger, ou une infusion de quelques fleurs adoucissantes , et on se comportera comme il est d'usage les jours de médecine. J'observe que cette médecine convient pour un enfant de dix ans, et doit être augmentée ou diminuée suivant l'âge de l'individu. Deux ou trois jours après avoir pris la médecine, s'il n'est survenu ni dérangement ni accident, on procède à l'opération de la manière que je le dirai au chapitre IV. Du septième au huitième jour , si les piqûres ont fait leur effet, un praticien exercé le reconnaîtra facilement, on réitérera la même médecine, dont on peut corriger le goût pour les enfans difficiles , en ajoutant une demi-cuillerée d'une liqueur agréable, ou un peu de jus de citron. Au chapitre V j'indiquerai les signes auxquels on reconnaîtra si l'inoculation a fait son effet.

L'habillement des individus, pendant la préparation et lors de l'inoculation, demande aussi une attention particulière; il faut qu'il soit de laine, et assez grand pour les garantir du froid; les pieds devront être tenus chauds, et la tête sera légèrement couverte. Les promenades dans des lieux clos devront être faites quand le temps le permettra; on peut se relâcher sur ces précautions dans les pays chauds; mais dans nos climats ils sont d'une nécessité absolue, si l'on veut n'avoir aucun accident à craindre.

Quant au régime, il faut qu'il soit sain; dans aucun temps de l'inoculation on ne fera souffrir la faim aux enfans, ayant soin de ne donner pendant la fièvre d'éruption que des alimens d'une facile digestion, en les augmentant à mesure que les symptômes se calmeront. La constipation est un obstacle majeur à l'inoculation; il faut remédier à cet incident par les moyens ordinaires avant de procéder à l'opération. Voilà bien des précautions, me dira-t-on encore; elles ne sont pas si difficiles qu'on pourrait le croire : dans les établissemens publics, ce serait une routine, et dans la pratique ordinaire ces préparations seront encore plus faciles; l'individu en ressentirait les bienfaits peut-être plusieurs années après l'inoculation, et l'on n'aurait aucun accident à craindre de ses effets.

CHAPITRE IV.

DE L'OPÉRATION.

J'AI dit comment j'avais été instruit par des Grecs, il y a plus de cinquante ans, de leur méthode d'inoculer; elle m'a toujours parfaitement réussi. Avant de m'expliquer ultérieurement, je dois en faire connaître les avantages sur toutes celles qui ont été employées en Europe jusqu'à ce jour.

L'inoculation par le fil de coton imprégné de variole, ou par un bouton variolique desséché, est abandonnée. Si la matière nouvelle manque pour inoculer, on est obligé de recourir à ces moyens, malgré leurs défauts. Dans ce cas, voici la manière de procéder : après avoir préparé un individu bien constitué, on gratte légèrement, avec une lancette, l'épiderme aux deux bras au-dessous du muscle deltoïde ; on applique alors un morceau du fil de coton imbibé de matière, ou une partie d'un bouton variolique sur la partie grattée, et on les retient avec un petit emplâtre de diachylum gommé, qu'on enveloppe d'une compresse ou d'une bande ; au bout de cinq ou six jours, on verra si l'inoculation a fait son effet ; alors on ôtera les fils ou la matière avec l'emplâtre, et on n'y mettra plus qu'un linge sec avec une bande, qu'on lève tous les jours pour donner de l'air à la matière jusqu'au moment de la fièvre d'éruption, et l'on continue le traitement comme à l'ordinaire ; mais il est rare qu'on doive recourir à ce moyen, la variole se montrant ordinairement aux renouvellemens des saisons. La méthode de la lancette est donc la seule qui a été conservée, mais elle présente à-peu-près les mêmes inconvéniens que les deux précédentes. Cet instrument fait de trop grandes plaies, il est chargé d'une trop grande quantité de matière variolique, qui alors étend l'inflammation sur tout le bras, ce qui augmente beaucoup la fièvre d'éruption et nécessite de plus grands soins. L'opération par la lancette laisse souvent des croûtes ou des plaies difficiles à guérir ; les piqûres aux bras ou à toute autre partie du corps, couvertes par les habits, ont un autre inconvénient ; on a remarqué que le virus ne pouvant pas se purifier par l'air, acquérait un plus grand degré de malignité. Les piqûres avec les aiguilles, suivant ma méthode, se font aux mains entre le pouce et l'index, restent continuellement exposées à l'air, qui corrige et

enlève le surplus de la malignité ; alors l'inflammation est peu de chose, elle n'augmente pas la fièvre
d'éruption ; les boutons des piqûres ne demandent
aucun soin, et ils sont guéris aussitôt que les
autres. Il faut ajouter à ces avantages majeurs,
celui que la piqûre avec l'aiguille n'effraie pas les
enfans ; on en fait même un jeu, puisqu'il suffit
de soulever l'épiderme ; et si l'enfant malgré
cela résiste, on peut l'inoculer pendant son sommeil ; voilà les avantages de l'inoculation par les
aiguilles ; ils sont évidens.

Voici la manière de faire cette petite opération :
on choisit une aiguille chargée de matière variolique, proportionnée à la finesse de l'épiderme
de l'individu ; les aiguilles doivent être à leurs
pointes chargées de matière variolique, et garnies
de cire d'Espagne à leurs têtes pour pouvoir
mieux les tenir ; la matière doit être aussi nouvelle
que possible ; dans trois ou quatre jours elle
se dessèche et durcit, ce qui déchirerait l'épiderme. Pour obvier à cet inconvénient, on expose,
comme je l'ai dit, les pointes des aiguilles à la vapeur de l'eau chaude pendant une ou deux minu-
tes ; entre le pouce et l'index on introduit la pointe
de l'aiguille sous l'épiderme, ayant soin de ne pas
la déchirer ; on la laisse pendant une minute, ensuite on appuie sur l'aiguille, qu'on retire dou-
cement en la tournant, de manière qu'une partie

de la matière reste sous l'épiderme ; par précaution on fait deux piqûres à côté l'une de l'autre, à chaque main qu'on laisse découverte, ayant soin de recommander de ne pas les laver ; il suffira de les essuyer avec un linge mouillé sans passer sur les piqûres. Si , par hasard l'aiguille avait passé l'épiderme, et qu'il parût une goutte de sang, cela ne nuirait pas à l'inoculation. Comme je l'ai dit, on peut inoculer les enfans difficiles pendant leur sommeil : on voit donc combien cette manière d'inoculer est simple, et plus avantageuse que celles usitées jusqu'à ce jour.

CHAPITRE V.

DE LA MARCHE DE L'INOCULATION VARIOLIQUE, DE SON ÉRUPTION ET DE SON TRAITEMÈNT.

Le quatrième ou cinquième jour, si des petits boutons rouges paraissent à une ou à plusieurs des piqûres, on peut assurer que l'opération a fait son effet ; et ce qui est du plus grand prix, c'est que dès ce moment l'inoculé est préservé de la variole, fût-il au milieu d'une contagion ; je n'ai jamais vu d'exemple du contraire. S'il ne paraissait point de boutons, il faudrait recommencer l'opération, mais avec de la matière fraîche prise sur un autre sujet ; si cette séconde opération, bien faite, ne produisait point d'effet, ce qui arrive sur des individus qui ont eu la variole, si les boutons s'amortissaient avant le neuvième jour, on pourrait assurer que celui qu'on aurait opéré n'a plus rien à craindre de cette maladie.

Du septième au huitième jour, les boutons auront pris plus de consistance, avec un degré d'inflammation qui n'est jamais bien grand; on est assuré alors que l'éruption aura lieu ; c'est le moment d'administrer la seconde médecine que j'ai indiquée.

Du neuvième au dixième jour l'individu sent un malaise plus ou moins grand, avec de légers frissons, quelquefois avec des envies de vomir ; on le tiendra dans la chambre, couché ou levé, comme il voudra, mais bien couvert, et on lui fera prendre deux ou trois cuillerées à café de sirop de capilaire dans une tasse d'eau bouillante, ou, pour les personnes du peuple, une infusion de fleurs de guimauve et de tilleul édulcorée avec un peu de miel blanc; on réitérera ces boissons tant que le malade les demandera. Dans ce moment, comme dans tous les autres, si les enfans demandent avec instance de la nourriture, on leur donnera quelque soupe légère qui soit de leur goût, ou quelqu'autre aliment d'une facile digestion. On ne doit jamais leur faire souffrir la faim. La fièvre est plus ou moins forte, quelquefois les enfans ne s'en aperçoivent pas, mais elle est toujours nécessaire pour faire développer le virus variolique; alors un seul bouton variolique qui parcourt tous ses degrés, suffit pour détruire le germe; souvent les inoculés, après une fièvre légère, qui n'a presque rien changé à leurs

habitudes, ont quelques boutons bien condi-
tionnés; c'est peu de chose quand il n'y en a
que deux ou trois cents disséminés sur le corps;
c'est ce qui arrive le plus souvent, et l'individu
est libéré de ce venin pestilentiel pour toute
la vie.

Si, par extraordinaire, la fièvre se montrait
avec plus de violence, et qu'il y eût quelques
mouvemens convulsifs, on mettrait le malade,
dans son lit ou dans un fauteuil, près de la
fenêtre, pour lui faire respirer un air qui doit
être frais et pur, ce qui calmerait ces symptômes, et on réitérerait, soit le jour ou la nuit, la
même manœuvre si les mêmes symptômes re-
paraissaient; c'est pour ces cas extraordinaires
qu'il est indispensable que les inoculés soient
placés dans des lieux où l'on puisse leur donner
cet air frais et pur qui est le meilleur cor-
rectif et calmant dans les fortes éruptions varioliques; car, je le répète, il n'y a que celles-là qui
soient meurtrières, et ce n'est que contre elles que
l'inoculation a été imaginée. Les varioles bénignes
ne demandent que peu de soins et ne sont pas à
craindre.

Si, contre toute attente, l'air ne calmait pas
ces petits mouvemens convulsifs, on aurait recours à la potion suivante :

Prenez eau de fleurs de tilleul deux onces; eau

de fleurs d'orange demi-once; sirop de pavots rouges une once : mêlez ces liquides; on en donne une demi-cuillerée à bouche toutes les heures, jusqu'à ce que le calme soit rétabli, en augmentant ou modérant les doses suivant les symptômes et les âges. Dans les intervalles on peut donner les boissons indiquées, qu'on continue ensuite à l'ordinaire. Dans tous les cas on renouvellera très souvent l'air de la chambre, même pendant la nuit, pour que le malade puisse respirer un air frais, ayant grand soin que le corps soit toujours bien couvert pour entretenir une chaleur douce; et si le temps le permettait, on laisserait les fenêtres ouvertes tout le jour et une partie de la nuit.

Cette fièvre d'éruption dure au plus trente à quarante heures; pendant ce temps on voit éclore les boutons ; les inoculateurs en demandent peu, les parens et les amis des inoculés en demandent un plus grand nombre : d'une manière ou d'autre, l'individu n'a plus rien à craindre de cet ennemi redoutable. J'observe que le traitement que je viens d'indiquer convient également dans les varioles confluentes prises naturellement, sans que j'en puisse garantir le succès. Cette terrible maladie, contre laquelle on n'a pas eu le temps de se préparer, si elle ne tue pas pendant l'éruption, est suivie d'une fièvre de suppuration plus dangereuse que la fièvre précédente ; il faut alors, au premier moment de calme, donner les médecines comme je les ai prescrites, ce qui diminuera l'intensité de la maladie et sauvera peut-être l'individu. Quant aux inoculés, le calme et la santé renaissent deux ou trois jours après l'éruption, qui n'est jamais suivie de fièvre, et au dixième ou douzième jour la dessication des boutons est faite.

CHAPITRE VI.

DIRECTION ET TRAITEMENT APRÈS L'ÉRUPTION DE LA
VARIOLE, ET DE SA DESSICATION.

On a été long-temps incertain si l'on devait percer les boutons varioliques au moment de leur maturité pour prévenir les marques. Quand les boutons sont isolés, comme ils le sont toujours chez les inoculés, il ne faut pas y toucher; mais s'ils sont groupés, ce qui n'arrive que dans les varioles confluentes prises naturellement, il faut les percer, et lorsqu'ils commenceront à brunir, on les graissera une ou deux fois par jour avec le cérat de Gallien nouveau jusqu'à la chute de ces croûtes. Mais je reviens aux inoculés, qui, après une légère fièvre d'éruption, reprendront leur régime ordinaire; et lorsque la dessication sera faite on leur fera prendre pendant un jour du bouillon aux herbes, ensuite on les purgera une fois ou deux, en laissant un jour d'intervalle. Ces médecines pourront être composées comme celles que j'ai indiquées pour les préparations; alors l'individu est rendu à la société, et peut fréquenter les personnes variolées et les lieux infectés de la variole sans aucune appréhension. Quand on aura lu avec un peu d'attention le présent Traité, on sera convaincu des avantages de ma méthode sur les autres pour pratiquer l'inoculation de la variole; et si l'on a le courage d'abandonner tout esprit de système, on renoncera sans regret au virus des vaches anglaises.

Cependant un membre du comité de vaccine paraît ne pas avoir totalement renoncé à ses projets, car il vient de faire insérer dans les journaux un article dans lequel il avoue que la vaccine ne préserve pas toujours de la variole, mais qu'elle en affaiblit les effets; j'ai eu un moment cet espoir, mais j'ai appris depuis que la variole confluente avait exercé ses ravages sur les vaccinés comme sur les individus qui ne s'étaient pas soumis à cette inutile opération. Ce zélé défenseur d'un système dont il reconnaît l'inefficacité, et dont les personnes impartiales reconnaissent l'absurdité, après avoir jeté l'alarme chez les vaccinés, voudrait donner des inquiétudes aux personnes qui ont eu la variole naturelle, ou artificielle; ainsi toute l'espèce humaine devrait, suivant lui, vivre dans des alarmes continuelles, et personne n'oserait aborder un malheureux variolé. Ce membre du comité devrait cependant se souvenir que, lors de nos premières épreuves, dans le moment du plus grand enthousiasme, cette assemblée respectable n'a jamais déprécié l'inoculation variolique; elle m'avouait même les services immenses qu'elle avait rendus à l'humanité, et qu'il ne fallait l'abandonner que lorsqu'on serait assuré d'un mieux qu'ils cherchaient avec un zèle louable, et qu'ils n'ont pas trouvé.

Il est de mon devoir de détruire ces alarmes, et de défendre l'inoculation contre ses imprudens agresseurs. Je dirai donc, sans craindre d'être démenti, que jamais, à ma connaissance, aucun individu bien inoculé n'a eu la variole; j'ai cependant parcouru l'Italie, l'Allemagne, la Belgique, où l'inoculation était plus ou moins établie, et je n'ai vu personne qui m'ait annoncé avoir eu la variole après avoir été inoculé; je doute même qu'on puisse me montrer en France un fait qui prouve le contraire; je puis au moins assurer que ce malheur n'est point arrivé aux individus que j'ai inoculés, ou qui l'ont été par mon ami Goetz, lequel comptait trente-cinq à trente-six mille inoculés, comme il l'a annoncé en plein comité. Quand nous avions inoculé un individu, nous demandions qu'on le mît sans aucune précaution dans des lieux infectés de variole; souvent même on le mettait coucher avec un enfant qui venait d'essuyer cette maladie, et dont les croûtes n'étaient pas totalement tombées, et jamais il n'y a eu de récidive. Les vaccinés, au contraire, sont obligés de fuir les lieux où la variole se manifeste, ce qui prouve le peu de confiance qu'ils ont à ce prétendu préservatif.

Il me reste à dire un mot sur les retours qu'on attribue à la variole naturelle; ce n'est qu'un fantôme avec lequel on veut encore nous effrayer. Le mal est assez grand, pourquoi l'augmenter? Pendant cinquante ans de pratique, dans différens pays, je n'ai rencontré que très peu d'événemens qui aient pu former des doutes à ce sujet: le premier était une variole bien constatée, qui a parcouru tous ses périodes, et qui était survenue à un individu qui avait des marques d'une ancienne éruption; comme je ne l'avais pas vu alors, on peut croire que c'était ce que nous nommons la *variolette*, qui ne dure que cinq jours; ses boutons sont larges, peu élevés, et laissent cependant quelquefois des traces, mais la maladie ne présente aucun caractère alarmant; cette variole n'a pas eu de mauvaise suite. Les autres faits consistent en des éruptions de *variolette*, survenues à des personnes qui avaient eu la variole naturelle; elles ont suivi la marche bénigne que je viens de décrire, et n'ont exigé que des soins ordinaires. C'est donc bien inutilement qu'on veut nous effrayer sur des événemens aussi rares, qui ne méritent que peu d'attention, et ne doivent point affaiblir notre confiance à l'inoculation variolique.

Pour conclusion, je dis que l'espèce humaine naît avec le germe de la variole ; que nous devons nous soumettre à cette loi de la nature ; que ce n'est point avec des correctifs qu'on peut l'éluder : c'est la variole qu'elle veut ; cette maladie horrible et meurtrière, quand elle est portée à un haut degré, restera cependant comme engourdie tant qu'un atome de cette peste ne viendra pas frapper l'individu : malheur à lui si l'explosion est trop différée, car sa mort sera certaine.

Dans les premières épreuves que fit le comité, auxquelles j'étais invité, je ne tardai pas à m'apercevoir que cette innovation n'était que la variole humaine donnée à l'animal, et rendue à l'homme ; le comité donnait à la vaccine une origine bien plus effrayante, le javart des chevaux, qui, comme les écrouelles dans l'homme, ronge même les os ; le comité adopta mon opinion, moins révoltante ; il espérait que le virus se serait purifié et adouci par cette translation ; je n'y vis, au contraire, qu'un virus variolique dégénéré, transmis à l'homme avec les qualités délétères de l'animal étranger à notre espèce ; ce virus, alors dans toute son intensité, produisit des effets effrayans, comme on peut le voir dans les ouvrages que je publiai. Les pustules produites par les piqûres présentaient souvent l'aspect du charbon ou anthrax, auquel les bouchers sont sujets par leur état; la gangrène et la mort en ont été la suite. Malgré ces malheureux événemens, on espérait avoir trouvé un préservatif contre la variole, préférable à l'ancienne inoculation; moi-même j'ai espéré un moment que le virus pris à la vache se serait humanisé : vain espoir ! La vaccine, en perdant de sa virulence, est devenue nulle contre la variole maligne et confluente qui enlève une partie de la génération; c'est celle-là, jeunes praticiens, que vous devez combattre; c'est contre celle-là que l'inoculation ancienne est d'un prix inestimable, et la vaccine sans effets.

FIN.

TABLE

DES MATIÈRES.

FIN DE LA TABLE DES MATIÈRES.

www.ingramcontent.com/pod-product-compliance
Ingram Content Group UK Ltd.
Pitfield, Milton Keynes, MK11 3LW, UK
UKHW020959120726
13693UKWH00004B/1737